PÉRDIDA DE GRASA DE VIENTRE EXTREMA

TIEMPO SE QUEME ABAJO TODAS ESAS GRASAS EN SU
CUERPO DENTRO DE UN FLASH DE TIEMPO

Autor por

Dr. Mike Drew

DESCRIPCIÓN DEL LIBRO

¿Su principal problema es grasa abdominal? Necesita ahora que no preocuparse más, porque este libro le proporcionará técnicas todo recomendadas y orientación basada en prácticas comprobadas a través de años de investigaciones sobre quema de grasa del vientre.

Este es uno de los problemas más comunes de nuestras vidas cada día. Una de las verdades básicas sobre nuestro cuerpo es que es extremadamente flexible en su forma natural y la mejor manera de perder grasa del vientre rápidamente es mediante el trabajo duro de una manera impecable y motivado sobre una base regular.

El punto principal de este libro es enseñarte los principios de la columna vertebral muy de nutrición, ejercicios físicos, tener buen sueño, beber suficiente agua, manteniendo el abdomen y otras mejores formas de ayudar a deshacerse de las grasas en su cuerpo. También, las mujeres mayores con problema de grasa del vientre no se quedan atrás, todos los trucos mejor y recomendados son en cooperado en este libro lleno de sabiduría. EXCESO grasas en nuestro cuerpo pueden conducir a muchas complicaciones de cuerpo y eventualmente causar la muerte. Este libro efectivamente le ayudará por el uso de técnicas sencillas que le llevará en la dirección correcta para alcanzar sus metas. Con el tiempo y la práctica, estas técnicas te servirá a lo largo de toda una vida de mantener un peso saludable y un nivel de condición física.

Este libro también le llevará a través de la clase de comidas con grasas buenas y malas. Aunque las grasas en su mayoría se consideran insalubres, son aquellas grasas que son buenas para nuestra salud.

TABLA DE CONTENIDO

INTRODUCCIÓN

Sobre todo, debido a nuestra manera de vivir, grasa del vientre tienen un problema común a hombres y mujeres. Esto tiene que ser un problema durante un largo período de tiempo y realmente hemos luchado por rectificar esta situación. Si es mejor o más sano, que el hecho es tanto hombres como mujeres a veces luchan para perder este peso. Esto a su vez conduce a la frustración y finalmente volviendo a la vieja manera de hacer las cosas.

En este libro intentaré abordar algunos de los dilemas más comunes que usted puede haber llegado a través de cuando se pierde la grasa del vientre y cómo puede superarlos. Revisaremos algunos de los regímenes de ejercicio más populares hacia fuera allí hoy y también revisaremos algunos de los errores más comunes de dietas que en última instancia han llevado algunos hombres y mujeres al fracaso.

Si en cualquier momento que se siente incómodo o preocupado acerca de cualquiera de los consejos en este libro; por favor consulte con su médico primero. Este libro sólo debe ser tomado como una muy simplificada-guía de vientre pérdida de grasa y mayor adecuación con el objetivo de mejorar la salud general a largo plazo.

También, tenga en cuenta que el poder de perder grasa del vientre es en última instancia, dentro de ti. Como se adhieren a un régimen de ejercicio y ver lo que come le garantizo que usted éxito en su viaje y como millones de otras personas a cosechar excelentes beneficios de mejora de la salud y aptitud

La intención de este libro no es sólo para enseñarte lo que quieres fuera de hora de tus búsquedas de pérdida de grasa, sino también explicar cómo hacerlo eficientemente y con éxito sobre los objetivos de su vientre grasa plan de una manera segura y duradera.

CAPÍTULO 1

COMPRENSIÓN DEL VIENTRE Y EL METABOLISMO

QUÉ ES LA GRASA DEL VIENTRE

Grasa del vientre se clasifican en dos formas:

Grasa visceral del vientre – este tipo de grasa es situado dentro de la cavidad abdominal, lo que significa que es mucho más profundo en la piel y entre los órganos internos.

Grasa subcutánea del vientre – este tipo de grasa se encuentra entre los músculos abdominales y la piel.

Grasa subcutánea y visceral del vientre da su vientre una mala mirada y aspecto definitivamente atractivo. Como grasa del vientre visceral se encuentra más profundo entre los órganos internos, muy puesto su salud en riesgo. Además, este tipo de grasa contribuye a muchas enfermedades que pueden conducir a la muerte.

CONOCER TU TIPO DE METABOLISMO

Conocer su tasa de metabolismo es la clave para reducir la grasa del vientre.

El metabolismo es el proceso que el cuerpo utiliza para convertir alimento en energía. Sin esta energía, nuestro cuerpo no puede funcionar de la manera correcta. La energía es en forma de calorías. Cada función corporal se basa en el metabolismo a un cierto grado.

Metabolismo incluye los cambios físicos y químicos que ocurren dentro de las células del cuerpo. Actividades en el cuerpo se produce a través del proceso de metabolismo y las células descomponen los productos químicos y nutrientes para generar energía. Metabolismo eficiente requiere de nutrientes, glucosa y sangre oxigenada. Las enzimas son las moléculas que hacen metabolismo ocurren, y nutrientes son las vitaminas y minerales que actúan como coenzimas esenciales. Deficiencia en nutrientes causa falta en ciertas funciones metabólicas que se presentan síntomas de enfermedades.

Diferentes factores que influyen en la tasa metabólica:

1) Edad - después de la edad de treinta, metabolismo tiende a desacelerarse.

2) Género, las mujeres tienden a quemar calorías más lentos que los hombres.

3) Masa muscular - más músculo tienes, cuanto mayor sea su tasa metabólica.

4) Nivel actividad - más estás activa cuanto mayor sea su tasa metabólica.

5) Genes - allí pueden ser un aspecto hereditario; algunas personas tienden a tener tasas metabólicas más rápidas que otros.

Si comen una dieta equilibrada y saludable y un montón de ejercicio y mantener tu cuerpo en forma de funcionamiento superior, tu metabolismo a quemar calorías rápidamente. Una amplia gama de temas de ayuda en maximizar su salud en general, nutrir su cuerpo y el ejercicio, que ayuda a tu cuerpo funcionando a su máxima capacidad y aumentar su metabolismo.

Al comenzar su viaje a través de este libro y los diferentes temas importantes que le llevará a una mejor comprensión de cómo efectivamente perder y mantener fuera la grasa del vientre exceso, hay algunas consideraciones metabólicas importantes que necesitan ser comprendidos y aceptados en orden para aplicar mejor la información que está cubierta. Todos tenemos características diferentes como individuos que hemos heredado de nuestros padres. Nuestros ojos, nuestra altura, el sonido de nuestras voces y muchas otras características son parte de la mezcla de rasgos que cada uno de nosotros lleva con nosotros como vivimos nuestras vidas. Se incluyen en esta mezcla de características que heredamos todos son nuestras tendencias hacia engordar grasa. Así como nuestro color de ojos, altura o voces pueden ser muy diferentes unos de otros, por lo que también puede ser el metabolismos y las características de la grasa corporal que heredar y llevar con nosotros toda la vida.

Como avanzar con el desarrollo de un plan para tomar el control de su nivel de grasa del vientre, es importante que usted acepta que no todos somos iguales cuando se trata de nuestros metabolismos. También es importante que entiendas lo que te hace único en cuanto a sus propias características metabólicas. Cuando se trata de perder grasa del vientre, es importante que usted comprender lo que hace que la tasa de metabolismo único que ha sido tratados con el fin de desarrollar un plan apropiado para pérdida de grasa.

Usted probablemente ya ha reconocido si tu metabolismo está en el lado rápido o lento, y si usted ha luchado con el sobrepeso seguramente ha notado que tiendes a subir de peso en ciertas áreas más que otras. En el reconocimiento de estas cosas acerca de usted mismo, usted probablemente también ha reconocido que otros poseen tendencias metabólicas y las características de la grasa corporal que son diferentes a su propia. Si bien es probable que ya han hecho estos tipos de conocimientos generales con respecto a sus tendencias hacia ganar grasa en el abdomen, hay algunas influencias metabólicas específicas que usted debe considerar más de cerca con el fin de entender mejor las características metabólicas únicas que llevas y el único camino que tienes que tomar con el fin de obtener el control de la grasa del cuerpo.

Influencias metabólicas como los genes que han heredado de sus padres, la evolución metabólica única que ocurrió mientras que creció en su madre y las opciones de estilo de vida que ha hecho hasta este punto en tu vida todo mérito que algunos hasta al examen antes de empezar a desarrollar los aspectos específicos de su plan de pérdida de grasa del vientre. Es importante que usted comprenda el papel que pueden desempeñar tales factores en la determinación de las tendencias de una persona a ganar grasa corporal para que pueda empezar a analizar cómo se aplican a usted específicamente. Esto le permitirá entender mejor su situación distinta y mejor poner juntos un plan para tener en cuenta los desafíos metabólicos que puedan existir en su cuerpo como persigue sus metas de pérdida de grasa del vientre.

Estos beneficios para la persona promedio pueden significar una postura mucho mejor que a su vez aumentar la confianza y ayudarte a sentirte bien contigo mismo.

Trabajar la zona abdominal entero le apriete la cintura visualmente haciéndola ver más delgada aunque no sea.

Con una cintura más estrecha se verá mejor en la ropa; y también se ven bastante bien fuera ropa demasiado

Este libro se centra en técnicas de grasa de vientre rápido y trucos que le ayudará a deshacerse de las grasas en exceso en su vientre. Estos días la gente tiene menos tiempo para hacer las cosas que quieren o necesita hacer y que incluye el mantener en forma y saludable. Si eres dedicada y comprometida a reducir ese exceso de grasa en el abdomen siempre se hacen tiempo para ejercicio.

Su cuerpo es una colaboración de sistemas que trabajan juntos. Igual que con un coche o de otra máquina, la eficiencia de cada sistema o parte depende de los demás. Por ejemplo, si usted tiene un problema de física médica puede afectar su emocional estado y viceversa. Para sentirse mejor todas las cosas deben estar trabajando juntos en un enfoque suave.

Nuestros cuerpos están continuamente renovando tejidos y células para sustituir a los débiles, moribundos o muertos. Esta es una parte del metabolismo llamado anabolismo. Este término se refiere a la creación de nuevos. Otra parte del metabolismo es catabolismo. Este término se refiere a la descomposición de la energía para proporcionar el combustible que el cuerpo necesita para funcionar.

Cuando están ejerciendo la energía, tales como cuando usted hace ejercicio, su cuerpo necesita más oxígeno y, por supuesto, energía adicional. Catabolismo automáticamente dará inicio en y su cuerpo comenzará a convertir o romper alimentos (calorías), en energía utilizable. A veces, dependiendo de la situación, su cuerpo puede realmente comenzar a romper la grasa para utilizarla como esta energía.

En esencia, metabolismo consiste en dos totalmente enfrente de funciones. Uno es el edificio de o la creación de células y la otra es la ruptura hacia abajo o la conversión de calorías en energía. Es la relación entre gestión de grasa corporal y el metabolismo.

Su cuerpo utiliza calorías de la manera que se necesitan en el momento que se consumen. En todo momento el cuerpo necesita combustible para seguir adelante. Dependiendo del nivel de actividad, usted puede requerir más o menos calorías para funcionar eficientemente. Algunas personas tienen tasas metabólicas más altas que otros. Algunos ejercen rutinariamente, que construye los músculos y los músculos trabajan horas extras en la quema de calorías para ellos.

El punto es que mediante el desarrollo de los músculos a quemar calorías durante la actividad y su tasa de metabolismo aumentará porque tienes músculos que necesitan alimento. El ejercicio aeróbico es ideal para esto. Su cuerpo gasta más calorías en el proceso de quema de calorías; rompiendo de la energía necesaria para el ejercicio y crear células para los músculos, es definitivamente una gran manera de manejar su tasa de metabolismo.

Por entender que el metabolismo de manera le funciona más fácilmente encontrará formas de administrar y manipular. Este control de resultados en la gestión de grasas de cuerpo más fácil. Perder grasa del vientre ahora puede convertirse en una cuestión de gestión de la tasa de metabolismo y comer bien. Esto hace del vientre grasa perder más fácil y rápido.

CAPÍTULO 2

DESARROLLAR LA MENTALIDAD CORRECTA PARA PERDER GRASA

Lograr todo lo bueno en la vida exige mucho compromiso y determinación, mismo se aplica para el plan de pérdida de grasa de vientre. Debe ser comprometida para lograr el éxito en sus metas de pérdida de grasa del vientre.

Es importante primero conocer la mentalidad correcta seguir puede dedicarte totalmente a su objetivo de pérdida de grasa de vientre que llevará a tu éxito.

Se necesita mucha determinación y enfoque en hacer ejercicio y seguir un plan de dieta. Puede sentir como una continua batalla para concentrarse y mantenerse en forma.

Es difícil de seguir cualquier plan de pérdida de grasa del vientre, porque cada día tienes un montón de tentaciones arremolinándose alrededor, que podría llevar de curso. Necesita control de sí mismo de antojos por alimentos que podrían ser difíciles de ignorar, y usted tiene que hacer frente a significativos cambios en su rutina diaria por lo que puede romper los hábitos que están causando a almacenar más grasa.

Además, usted necesita para manejar el estrés de la vida cotidiana, así como las demandas de su trabajo, familia y tus amigos. Estará abrumado, y no tiene la opción pero al hacer malabares con estas cosas en tu vida seguir con su plan de pérdida de grasa de vientre y vivir una vida decente.

No es fácil perder grasa. Por esta razón la mayoría de las personas falla o renunciar a su plan de pérdida de grasa del vientre. Es fácil pensar que se priva a sí mismo y se siente como todo trabaja contra usted. Por lo tanto, lo mejor es encontrar el modo de pensar correcto una vez que comience su viaje de pérdida de grasa del vientre para que pueda superar estos obstáculos y mantenerse en el camino correcto para la pérdida de grasa del vientre.

El compromiso es un estado mental que usted necesite para lograr a través de la fuerza de voluntad, determinación, motivación y pensamiento positivo.

1) Identificar sus razones - el primer paso es identificar las razones por qué usted quiere perder grasa del vientre. Esto le ayudará a encontrar la motivación y la fuerza que necesita para mantenerse comprometido y adherirse a sus planes hasta que obtenga los resultados que usted desea. ¿Por qué quieres perder grasa del vientre? ¿Lo haces para belleza o para salud? Independientemente de las razones, es fundamental identificarlos específicamente.

2) Su destino - el siguiente paso es establecer metas específicas por lo que puede definir los destinos que usted puede empezar a trabajar para el ajuste. Es ideal para ser específicos como sea posible, para que usted sepa exactamente lo que quieres lograr. En lugar de decir que desea perder grasa, usted puede definir más como perder 50 libras de grasa en tres meses. Al establecer ciertas metas de pérdida de grasa, puedes ver tu progreso precisamente.

3) Haciendo su plan - otro paso es hacer un plan sobre cómo usted puede alcanzarlos. Echa un vistazo en su situación actual y

especificar los cambios importantes y los pasos de acción que debe tomar para alcanzar su meta.

Ármate con las mejores estrategias se adhiera a su plan por lo que es realista y agradable. Adaptar un régimen de fitness para ti que puede ayudarte a perder vientre grasa y compuesto de ejercicios que se pueden disfrutar. Seguir una dieta compuesta de alimentos saludables.

También es fundamental que prepare tu cuerpo y mente para los cambios que experimentará. Usted debe ser consciente de que se adhiera a su plan tendrá un duro trabajo tanto mental como físicamente. Puede aumentar la oportunidad de tener éxito con su plan de pérdida de grasa de vientre si ya sabes el volumen de esfuerzo que usted necesita para ejercer antes de realmente comenzar el viaje. Con esto, hay baja tendencia a renunciar a pesar de las tentaciones porque estás preparado.

Pensamiento positivo también es fundamental en cualquier plan de pérdida de grasa del vientre. A menudo es fácil perder la concentración y dar para arriba cuando usted está pensando en cosas negativas. Una vez comienzas a dudar de sí mismo y su plan de pérdida de grasa del vientre, usted fácilmente se sentirá abrumado por la tarea y tan sólo podría dar para arriba en medio del viaje.

A través del pensamiento positivo, estés motivado y determinado. Desarrollar la mentalidad adecuada que se puede hacer nada una vez que pones esfuerzo. Esto también le dará la actitud positiva para lograr sus objetivos de pérdida de la grasa de su vientre.

Finalmente, es necesario darse cuenta que mereces un cuerpo saludable y sexy. Este es quizás el paso más crucial en la construcción de la mentalidad correcta, que te ayudarán a perder grasa del vientre. Usted debe darse cuenta de que mereces ser feliz y saludable. Demasiada grasa en el cuerpo podría llevar a varios problemas de salud y podría incluso conducir a baja autoestima. Con la mentalidad correcta, te darás cuenta que eres capaz de lograr el cuerpo que desea y vivir la vida que usted desea.

Tenga en cuenta que perder grasa alrededor de su vientre es una tarea difícil. Hay verdad en el refrán, no hay dolor no hay ganancia. Construir el cuerpo que usted quiere no va a suceder durante la noche. Pero una vez que desarrollar la mentalidad correcta para perder grasa del vientre y prepararse mentalmente para la tarea, entonces usted está dos pasos por delante.

CAPÍTULO 3

AGUA

Agua actúa como un factor importante papel clave en nuestra salud. El cuerpo humano tiene un promedio de 68% de agua y dependiendo de la parte del cuerpo o tejido, los rangos de contenido de agua de 5% a 93%. En el ambiente acuoso del cuerpo liberar exceso y también productos no reciclables y la sangre así como el sistema linfático lleva a la excreción por medio de los tractos intestinales, renales, piel y pulmones.

Minerales no se consiguieron fácilmente de la dieta normal que las personas consumen por lo que optan por tomar agua mineral. Insuficiente abastecimiento de agua en el cuerpo podría crear destrucción renal que esto es porque el riñón es responsable de la excreción de toxinas del cuerpo. Cuando el cuerpo carece de agua causa algunos daños graves en el cuerpo y las toxinas se acumulan en el tejido conectivo del músculo. Agua se compone de una combinación de ion dos iones H e iones OH que son casi iguales en el cuerpo. Cuando el agua en el cuerpo es en exceso de los H + iones (ácido) o equilibrio (alcalino) OH-ion y prevenir la acidez en el cuerpo

Sin embargo, agua es lo importante en la pérdida de grasa del vientre por el que cuando las reacciones del metabolismo ayudas en la excreción de productos tóxicos del cuerpo porque el proceso de excreción lleva a cabo sólo con una herramienta de transporte que es agua y detergente sintético. Para el exacto mismo concepto se aplica también para la limpieza de todos los buques en el cuerpo. Deben consumir agua pura no agua mineral o jugo o café para una mejor reacción del metabolismo y el cuerpo de salud. Asegúrese de que el agua que toma no está contaminado con contaminantes porque muchas personas van por el sabor del agua en lugar de su pureza. Agua se equipara a tu vida para ver como un medicamento o que bebida que usted requiere para tomar cada día por consumir al menos 4-5 vasos de pura agua diario

Para la eliminación de toxinas y excretor nuestro cuerpo necesita agua porque es el mayor de los solventes orgánicos. ¿La gente pregunta, deberíamos nosotros consumirlo frío o caliente? El agua caliente es más saludable y más eficaz. Tiene una fuerza mucho mayor limpieza a diferencia de agua fría. El cuerpo gastar mucha energía para que el cuerpo volviera a su temperatura normal. Agua caliente está en el Ayurveda como desintoxicante así como un activador del metabolismo. Agua fría puede ser excretada después de 6 horas. Mientras que el agua tibia se incorpora después de tan solo 1 1/2 horas.

Además, este otro punto crucial en cómo el agua ayuda a la hora de vientre pérdida de grasa. Durante el consumo de agua fría, se consuman más calorías para hacer el agua calentado para arriba. Este calorías que se almacenan como grasas en el cuerpo queman por lo tanto reduciendo grasa de exceso y no deseada en su cuerpo.

El agua es vital. Así que una rutina para consumir constantemente agua carbonatada. Después de un tiempo usted será definitivamente también descubrir que el agua es un medicamento mejor. El agua es libre de calorías, no es caros y fácil acceso y por esta razón, debe siempre asegurarse de que usted tome al menos 4-5 vasos al día.

CAPÍTULO 4

EJERCICIOS DE ENTRENAMIENTO COMPROBADO

Un completo plan de rutina no implicaría sólo un ejercicio para Abdominales inferiores. Su dieta siempre tendrá un impacto en cómo ver y sentir. Si hacer ejercicio pero comer alimentos poco saludables y olvidar los nutrientes importantes que su cuerpo necesita para reducir la grasa del vientre, solo trabaja su camino hacia el fracaso. Es por eso que necesitas para vivir de una dieta saludable baja en grasa.

Reducir carbohidratos insalubres y las grasas de su dieta; eliminarlos si se puede. Consumir granos enteros, carnes magras, verduras y frutas en su lugar. Obsesionarse con el mejor programa para Abdominales inferiores no se nada si no comes alimentos saludables a menudo.

Es un hecho que después de una baja en grasa, dieta baja en carbohidratos solo no será suficiente. Necesita realizar algunos ejercicios para que usted pueda aumentar su metabolismo.

MEJORES ENTRENAMIENTOS PARA UN VIENTRE LIBRE DE GRASA

Combinando diferentes tipos de ejercicios, puede apuntar su vientre plano y empezar a trabajar hacia el vientre de grasa que has estado soñando de.

(1) Núcleo tonificación

El núcleo de su cuerpo se compone de conjuntos de músculos que incluyen la adominus del músculo, un músculo grande que va desde la caja torácica a la pelvis; y los músculos oblicuos, que se encuentran a ambos lados.

(2) Tablón se mueve

Plank plantea pone el cuerpo en una posición diferente que abdominales y es a menudo más difícil así. Estos incluyen ejercicios tales como la tabla de lado que necesitan apoyar todo el cuerpo con sólo dos puntos de contacto con el suelo. Este ejercicio es simple de realizar y aún lo suficientemente desafiante para personas de todos los niveles de aptitud. Aquí están las directrices para ejecutar con eficacia este entrenamiento:

•Comenzar por acostada sobre un lado con el codo colocado directamente debajo de su hombro

• Coloque la otra mano sobre su cadera y tire de los abdominales mientras que usted levanta su cadera de la parte inferior del piso

Retención de al menos 30 segundos antes de bajar hacia abajo

Después de terminar un juego por un lado, cambiar de lado y repita. Si usted encuentra que usted no puede sostener, puede modificar la posición colocando su mano en el suelo delante de usted en vez de la cadera. Al llegar más fuerte, podrás mantener la pose más sin apoyo adicional. Poses de Plank se recomiendan ya que desafían los músculos abs. Junto con el cardio, estos movimientos ayudan a fortalecer y adelgazar su núcleo, hacia un medio más esbelto y un cuerpo más saludable general.

(3) Blanco Cardio tonificación

Objetivo del cardio tonificación solo no es suficiente para revelar un apretado vientre libre grasa. Es importante incorporar algunos cardio en sus entrenamientos para arrojar la grasa del vientre. Cardio también mejora la resistencia, lo que significa que podrás obtener a través de entrenamientos más difíciles conforme pasa el tiempo. Intervalos de alta intensidad y entrenamiento de la resistencia a un ritmo más lento, queman calorías y ayudar a reducir la grasa corporal total. Saltos, trepadores de la montaña y rodillas alta todo es posible en interiores en todo tipo de clima. Para cardio más largo, menos intensa, intente correr, nadar o andar en bicicleta. Aunque una variedad de ejercicios son necesarios para fortalecer y tonificar el corazón.

(4) La contracción del

La contracción es un excelente ejercicio para un vientre libre de grasa. No es difícil de hacer que los abdominales regulares, y sigue siendo igual de eficaz para también fortalecer sus abdominales. Los medios para llevar a cabo la contracción son:

Codo a rodilla contracción

Este es uno de los mejores entrenamientos para un vientre plano. Antes de aprender cómo hacer este ejercicio, sabe que no debe realizarlo si tienes problema de espalda baja o problemas de cuello.

Los medios para ejecutar este ejercicio son:

•Lay sobre su espalda y luego lleve las rodillas hacia tu pecho.

•Colocar las manos detrás de la cabeza con los codos extendidos hacia fuera. Luego levante la cabeza y los hombros fuera de la planta. No levante con el cuello, pero el ascensor con el abs.

•Enseguida paso es extender una pierna hacia fuera como usted tuerce su cuerpo por lo que viene su codo hacia la rodilla opuesta que está doblada.

•Como gire en la dirección opuesta, tirando de la pierna extendida hacia usted mientras que al mismo tiempo que se extiende la otra pierna que debe inhalar.

• Pruebe a mantener su baja hacia atrás en el piso y mantener tus abdominales contraído para que mantener el equilibrio.

Abdominales de bicicleta

Abdominales de bicicleta son más efectivas en que trabajan más de un grupo de músculos al mismo tiempo. Pruebe este ejercicio por:

•Primero acostada sobre su espalda

• Coloque sus manos detrás de la cabeza

•Traiga las rodillas a un ángulo de 90 grados.

•Privados tirando de su cuello, gire el tronco hacia la izquierda, que tu codo derecho tu rodilla izquierda.

•En el mismo tiempo, extiende tu pierna derecha por encima del suelo. Vuelve al centro y repita del otro lado, va a un ritmo que sea cómodo para usted.

CAPÍTULO 6

COMPROBACIÓN EN SU DIETA

ALIMENTOS QUE SON BUENOS PARA PERDER GRASA DEL VIENTRE

Aquí está una lista de algunos de los mejores alimentos para ayudar a frenar que el vientre de grasa y conseguirle detrás en pista. Recuerde, se adhieren al plan de dieta y asegúrese de seguir su rutina de ejercicios para obtener resultados óptimos.

Tipos específicos de alimentos pueden ayudar a perder grasa, mientras que otros ayudan a estancia grasa en su cuerpo, especialmente alrededor de su vientre. Seguir una dieta compuesta por alimentos que son ricos en proteína y fibra puede ayudar a arrojar más grasa y mantener un cuerpo magro.

COMIDA PARA LLEVAR

1) Reducir la ingesta de calorías

Las mujeres pueden aumentar su actividad física diaria, minimizar su ingesta de calorías o usar una mezcla de estos métodos para eliminar la grasa. Más a menudo que no, establecer un límite en la ingesta de calorías diaria no exceda a 500 calorías puede ayudar a eliminar una libra de grasa cada semana. Y al aumentar tu gasto de energía por 500 calorías por día, puede ayudarle a deshacerse de en alrededor de dos libras de grasa corporal por semana.

2) La importancia de la fibra en la eliminación de grasa

La fibra ayuda a tu cuerpo a sentirse completo incluso con pocas calorías, que es beneficioso para la pérdida de grasa. Es ideal para incluir en su dieta con verduras sin almidón como brócoli, pimientos frescos, tomates, pepinos, apio, coliflor, setas y otros vegetales de hojas verdes. También se recomienda incluir frutas con bajo contenido calórico como fresas, melones y manzanas. También comer legumbres, nueces y semillas que son ricas en proteínas y en fibra. Elija panes de grano entero, cereales, quinua y arroz integral.

3) Harina de avena es muy rica en fibra, vitaminas y minerales y carbohidratos complejos.

Se puede comer avena llano, sin endulzar en la mañana. Para mejorar el sabor, puede añadir frutas como plátano, fresas o kiwi. También puede añadir avena a batidos de frutas para mayor energía y controlar el hambre.

4) Aumentar la ingesta de proteínas

Elija alimentos que son ricos en proteínas, que incluyen productos lácteos. Basados en investigaciones, planes de dieta restringida en calorías combinan con dieta alta en proteínas y entrenamiento de resistencia conducir a más pérdida de grasa en comparación con un programa con dieta baja en proteínas. No olvide incluir ricos en proteínas carnes como aves de corral, claras de huevo y mariscos.

Carne roja como carne de res y cordero son las mejores fuentes de proteína. Pero elegir los cortes más magros y deshacerse de la grasa visible. Además de proteínas, la carne roja es también una buena fuente de hierro, folato, ácidos grasos esenciales y vitamina B12. Asegúrese de no sobre cocinar la carne roja para preservar la proteína.

Baja grasa también se recomiendan productos lácteos como el queso cottage, la leche y el yogur griego. Además de proteína, estos son muy ricos en calcio que no sólo ayudará a construir fuerte y los huesos sanos, también pueden ayudarle a mantenerse en forma.

Calcio las señales al cuerpo a absorber menos grasa, regula la presión arterial y ayuda al cuerpo a prevenir la aparición de la osteoporosis.

ALIMENTOS A EVITAR Y AUMENTAR LA PÉRDIDA DE GRASA

Efectivamente se puede perder grasa corporal eliminando o restringiendo la ingesta de determinados tipos de alimentos que pueden dificultar la pérdida de grasa. Evitar los alimentos hechos con granos refinados (arroz blanco, pan blanco y pasta regular) y productos horneados. Son realmente deliciosos, pero no valen la pena. Los llenos donas, mini muffins o pasteles de taza chocolate aumentará su ingesta de calorías y azúcar, y también no son fáciles de digerir.

También evitar chips salados, fritos, carnes grasas como el cerdo y las bebidas dulces como refrescos, Jugos enlatados, limonada y té endulzado. Sustituir estas bebidas con agua, helado de agua. Puede Agregar limón o hierbas al agua para realzar su sabor.

Tener en cuenta que esto es para orientación general sobre la nutrición de la pérdida de grasa. Para estar seguro, usted debe consultar a un dietista, que es crucial si tiene condiciones de salud preexistentes como diabetes, artritis o enfermedades del corazón.

CAPÍTULO 7

DORMIR LO SUFICIENTE

CÓMO ES SUEÑO RELACIONADO CON LA PÉRDIDA DE GRASA CORPORAL

Con varios estudios realizados de todo el mundo, demuestra que las personas que carecen de sueño tienden tener un mayor porcentaje de grasa corporal. Echemos un vistazo a las tres hormonas que están siendo afectadas. Estas hormonas son:

1) Ghrelina hormona, esta hormona indican hambre; te dice cuando tu cuerpo necesita comer. Menos sueño provoca un aumento en los niveles de grelina. Si no consigues dormir que tienes más de estas hormonas de hambre diciendo que tienes hambre.

2) Leptina hormona, esta hormona decirte cuando tu cuerpo está completo y falta de sueño causa una caída en la leptina. Si no tienes suficiente leptina el cuerpo no reconoce que está completo y se puede definir a sí mismo por comer en exceso.

3) Cortisol, hormona - falta de sueño puede incrementar la producción de la hormona del estrés, cortisol. El cortisol es conocido por aumentar la grasa del vientre. Si tu sueño es privada; aumento de cortisol y está en riesgo de mayores niveles de grasa del vientre si estás entrenando o no.

Por qué sueño puede afectar su progreso de pérdida de grasa corporal total. Si estás entrenando duro, trabajo hacia fuera con un grupo de entrenamiento personal, comer bien y beber suficiente agua; intente buscar en sus patrones de sueño. Con las tensiones cotidianas en nuestra sociedad, sueño, a menudo se convierte en una ocurrencia tardía. Asegúrese de obtener al menos 8 horas de sueño por noche y hacer un inventario acerca de cómo te hace sentir, tanto mental como físicamente.

Sueño realmente se lleva a cabo con una gran cantidad de actividades del cerebro. Las neuronas en el cerebro funcionan como interruptores pequeños, girando su cuerpo y entre los Estados de vigilia y el sueño. Cuando las personas están despiertas, un químico conocido como adenosina aumenta lentamente en el cerebro.

Este producto químico hace que te canses. El cuerpo necesita períodos de sueño así que puede quitar la adenosina y proporcionar el cerebro con nueva energía y lucidez mental necesaria para pasar de las horas de vigilia.

Como usted snooze, usted pase a través de cinco etapas del sueño. En las primeras cuatro etapas, puede comenzar con un sueño ligero (etapa 1) y progresar a sueño profundo (fase 4). Sería difícil para despertarle cuando estás en la etapa 4 de sueño. La quinta etapa de un ciclo de sueño es el sueño REM, o sueño de movimientos oculares rápidos.

Esta es la etapa cuando tienes sueños. Cada ciclo de sueño dura entre una y dos horas para completar, y te mueves a través sueño varios ciclos cada noche.

TÉCNICAS Y ESTRATEGIAS QUE LE AYUDARÁN A DORMIR BIEN

Si sueño es eludir a te, o usted está sufriendo de insomnio, es importante tomar las medidas para mejorar el número de horas está durmiendo y la calidad del sueño está logrando. Las mejores maneras de hacerle dormir bien de noche incluyen hacer pequeños ajustes a su rutina de acostarse y sus actividades durante todo el día.

(1) Medio ambiente dormitorio

Crear un espacio de sueño espléndido en su dormitorio. Quitar cualquier televisores, sistemas de juego, computadoras u otros aparatos electrónicos de esa sala y que sea un espacio que invita a los demás. Mantenga la habitación fresca, idealmente entre 60 y 67 grados. No debe haber ningún ruido le distrae. Ruido blanco o ruido de fondo como un ventilador o un elemento de agua puede ser útil.

Compruebe su iluminación. Desea oscuridad total cuando está tratando de dormir, así colgar unas cortinas en ventanas o puertas donde podría derramar luz en. El resultado final debe ser un oasis de calma.

Puede que necesite hacer algunos ajustes para su cama. Asegúrese de que su colchón y las almohadas son cómodas y limpias. Si has estado durmiendo en la misma cama durante 10 años o más, podría ser momento para invertir en un colchón nuevo y más favorable. Hay un número de ellos en el mercado diseñado para ayudar a los consumidores a conciliar mejor el sueño.

(2) Rituales antes de dormir

Usted puede mejorar sus ocasiones de conseguir sueño una buena noche de por establecer y cumplir con una rutina regular. Incluso si te consideras impulsivo y espontáneo, su cuerpo aprecia una rutina y responde a él. Establecer un horario de acostarse. Trate de ir a la cama y despertarse a la misma hora cada noche, incluso en los fines de semana o cuando usted no tiene que trabajar o madrugar. Esto ajustará su reloj interno y le ayudan a que conseguir en un patrón de dormir a horas regulares.

Entrenar su cuerpo para conocer su hora de acostarse. Tomar un baño caliente o una ducha, o hacer algo en concreto que separa sus actividades despertando a sus actividades antes de dormir. Leer un libro por un tiempo, o escuchar música relajante. Establecer estos rituales le ayudará a la transición en el sueño.

(3) Meditación y Yoga

Parte de su rutina de ir a dormir puede incluir yoga o la meditación. Estos tipos de prácticas pueden relajar la mente y ponerla en sincronía con su cuerpo. Una pose simple yoga que se puede practicar antes de la subida plana pata cama. Simplemente tienes que permanecer en el piso con la espalda plana contra él. Doble una rodilla y extender la otra pierna. Lentamente Levante la pierna enderezada hacia arriba en el aire hasta que esté en un ángulo de 90 grados con tu cuerpo. Baje lentamente hasta el suelo. Hacer esto 10 veces con cada pierna, tu mente tendrá tranquilla, su espalda y cuello los músculos comenzarán a relajarse, y usted estará listo para ir a dormir.

La meditación no tiene que ser complicado. Una vez que se colocan cómodamente en su cama, practicar la respiración abdominal, está ayudando a relajar tu cuerpo y tu mente, prepara a dormir mejor. Coloque sus manos sobre su estómago y tomar respiraciones profundas por la nariz. Al exhalar, centran su mente en esa respiración que sale de la boca. Cuando enfocan en esto, tomar su mente de pensamientos que te distraiga del resto y mantenerte despierto. Puede ayudar a imaginar un lugar tranquilo mientras que usted está respirando. Visualice un lago tranquilo o cima de una montaña sombría y Posicionate en tu mente.

(4) Ejercicio

Una de las mejores maneras de dormir mejor es asegurar que está físicamente agotado al final del día. Hacer algo de ejercicio y tu cuerpo estará listo para dormir cuando sea el momento. Ejercicio vigoroso que aumenta tu actividad cardiovascular es la mejor manera de ponerse a sí mismo hacia fuera, pero incluso ligero ejercicio encontrará físicamente cansados antes de cama. Hacer todo lo que puedas para incorporar la actividad física en su día. Si tienes limitaciones, hacer algo simple como un paseo de 30 minutos o nadar suave. Lo que puedes hacer para darte un destello de actividad física mientras estás despierto le ayudará más tarde en la noche.

(5) Alimentos para el sueño

Preste atención a su dieta. Lo que usted come puede tener un impacto en su capacidad para dormir cómodamente. Es importante evitar alimentos pesados y grandes comidas antes de acostarse. Hay algunos alimentos que tienen ingredientes que le ayudarán a dormir. Prueba estos:

•Almonds - se llenaron con triptófano y magnesio, que son conocidos agentes de sueño. Son buenos relajantes las funciones musculares y nerviosas y ayuda a tu corazón despacio.

•Honey. Si vas a relajarte con un poco de té antes de dormir, revuelva una cucharadita de miel en él. Indica a tu cerebro a estar menos alerta, que te ayudarán a cerrar y convertir.

•Color chocolate. Parece imposible, sobre todo porque el chocolate con leche es un estimulante. Sin embargo, el chocolate oscuro contiene serotonina, que calma tu cuerpo y tu mente.

•Bananas. El potasio de esta fruta relajará los músculos y los nervios. Los nutrientes en banano se convierten también en serotonina por su cuerpo, ayudándole a permanecer tranquilo y listo para dormir.

•Turkey. Probablemente pensaste que pan de acción de gracias era un producto demasiado pastel, pero Turquía tiene triptófano, que luego se transforma en serotonina y melatonina por su cuerpo.

¿Han sido entrenamiento y comiendo genial pero todavía no perder peso tan rápido como piensas que debería? Tal vez usted necesita mirar cuánto (o cuán poco) duerme.

Una conexión principal es que cuando privados de sueño, no se darse la recuperación adecuada de entrenamiento personal y otras sesiones de entrenamiento, y no a reparar los músculos bastante bien. Otra razón es que si estás cansado, tus sesiones de entrenamiento personal no será tan eficaces, por lo tanto ralentizar su pérdida de grasa.

CAPÍTULO 8

TRUCOS DE PÉRDIDA DE GRASA DEL VIENTRE PARA MUJERES MAYORES

Las mujeres más de 50 años y sobretodo suelen tener más grasa del vientre que los hombres. Hay ciertas razones detrás de esta ocurrencia uno de ellos están las hormonas. La investigación muestra que, cuando una mujer se acerca a su menopausia, su grasa corporal Haz depositado alrededor de su vientre. Esto es debido a sus cambios hormonales dentro de su cuerpo durante la menopausia.

Además, la pérdida de grasa de vientre para mujeres puede ser difícil debido a su metabolismo lento. Esto puede conducir a las mujeres por un sendero de grasa de vientre destructiva que es artificial. En lugar de buscar el mejor plan de pérdida de grasa del vientre para mujeres 50 más elegir cirugía plástica o liposucción. Estas opciones pueden ser temporal o afectar a otras partes de su cuerpo. Por esta razón las mujeres de 50 y el excedente deben ir con pérdida de grasa de vientre natural.

Las mujeres con más de 50 años deben cambiar su dieta e incorporaremos ejercicios que ayudarán a aumentar su metabolismo para quemar más calorías. Pueden utilizar lavados de colon para ayudar a su cuerpo a deshacerse del exceso de grasa en su cuerpo. Su dieta como una mujer de edad necesita ser regulado para no comer más. El extracto de la baya del acai también puede ayudarle a perder y mantener la grasa fuera con poco ejercicio necesitada.

Mayoría de las mujeres da para arriba después de las primeras dos semanas de seguir dieta restringida y ejercicios recomendados. Renunciar a toma un peaje en su cuerpo como su mente. Usted podría sentir muy decepcionado y crees que eres un perdedor y no es buenos en el logro de sus objetivos. Como obtener la mentalidad correcta, recomienda realizar ejercicios, y siguiendo un plan de dieta, conseguir suficiente motivación también es crucial para ayudar a mantener el rumbo.

No importa si usted no puede pagar una membresía de un gimnasio o si simplemente no te gusta ejercitarse con otra gente. Usted puede bajar esos kilos no deseados que tienes. Incluso si estás sólo mirando a reafirmar y tonificar para que los jeans le caben justo otra vez, lo puedes hacer. La clave es que el entrenamiento quema grasa de vientre derecho para usted. Los entrenamientos quema grasas justo para las mujeres son rutinas que ofrecen un arsenal de ejercicios diferentes. Cuando se utilizan una rutina de ejercicios probada quemagrasas usted será no sólo combatir grasa, sino de envejecimiento y flacidez, así. No hay nadie que tiene un cuerpo perfecto, esto no significa que no puede tener un gran cuerpo y sentirse años más joven así. Aquí algunos pasos que le ayudará a conseguir ese cuerpo que usted siempre ha deseado

Obtener la autorización

En primer lugar, es aconsejable que usted consulte a un médico antes de comenzar cualquier rutina de ejercicios para una autorización médica. También no olvide calentar y enfriar los músculos antes y después de cada sesión de trabajo.

Crear la rutina derecha

Crear un entrenamiento apropiado. Sit ups, abdominales y pierna levanta ayuda aumentar el número de calorías que quema para reducir eficazmente la grasa del vientre.

Una buena rutina de ejercicio no estaría completa sin la inclusión de caminar o trotar. Es simple, seguro y no requiere ningún equipo adicional. Parque más lejos de la entrada, tome las escaleras en lugar del ascensor y encontrar un amigo o un perro a caminar con. Caminar 30 minutos 3-5 días a la semana es una buena regla que impactan eficazmente esa grasa en el abdomen. Dedicación al programa proporcionará muchas recompensas. Dentro de unas semanas que habrá una notable diferencia en la forma te apariencia. No hacer suficiente ejercicio es perjudicial para su salud y una de las principales causas de la obesidad. No importa su género o edad, estos entrenamientos buen quemagrasas para mujeres aumentará su resistencia; mejorar su elasticidad y textura de la piel y años fuera de su cuerpo.

Dieta con acai berry será aumentar el metabolismo de una mujer y un colon limpia voluntad ayuda su cuerpo se deshace de las toxinas que le hará mantener un vientre libre de grasa buena. Estas medidas también ayudarán por lo que la hizo ser menos hambre y conseguir su metabolismo regulado. Colon limpia también tienen el beneficio añadido de reducir su presión arterial y el colesterol.

Para obtener los beneficios de pérdida de grasa de vientre máxima, necesita beber mucha agua y asegúrese de que está recibiendo la cantidad adecuada de sueño. Naturalmente, perder grasa del vientre, como una mujer necesita consumir por lo menos tres a cuatro litros de agua cada día, si no más. También usted debe conseguir un mínimo de ocho horas de buen sueño cada noche. Otra opción de gran par una mujer mayor puede beneficiarse de está meditación y yoga.

Cuando se trata de perder grasa del vientre para las mujeres de la edad 50 plus, usted necesita estar comprometido ya que no es un camino fácil pero con la hoja de ruta correcta puede ser una coche fácil.

CAPÍTULO 9

MANTENER TU VIENTRE PLANO

También hay algunos cambios de estilo de vida que usted debe hacer para pérdida de grasa de vientre óptimo

Dormir lo suficiente

El sueño es un componente importante de pérdida de grasa. Según la investigación, mejor dormir hábitos podría conducir a pérdida de grasa de éxito. Privarse de sueño interfiere con la grelina y la leptina, que son las hormonas que le ayudan a regular el apetito.

Con esto, el cuerpo tiene la tendencia a disfrutar de una dieta deficiente. Se recomienda llegar cerca de siete a ocho horas de sueño continuo para mayor energía y mínima antojos de alimentos.

Comer comidas pequeñas

Los nutricionistas sugieren que las mujeres que están trabajando en su plan de pérdida de grasa deben comer cinco a seis comidas pequeñas en lugar de dos o tres comidas grandes. Mayoría de las mujeres les resulta difícil comer una porción más pequeña de las comidas cuando están tratando de perder grasa, pero esto es un concepto importante. Porciones más pequeñas impulsará un nuevo ciclo de spin como consecuencia el efecto térmico de los alimentos que pueden resultar mejor metabolismo.

Mastique su comida por lo menos ocho veces antes de tragarla

El cerebro humano tarda hasta 20 minutos para saber que el estómago está lleno. Por lo tanto, debe tener tiempo suficiente para masticar y degustar su comida. Con esto, el cerebro puede controlar lo que está comiendo. Espere hasta que usted ha ingerido los alimentos completamente antes de tomar otro bocado. Detener el hábito de ver TV mientras se come, porque el cerebro se distrae y tendrá más tiempo para darse cuenta de que ya están llenos.

Aprender a desintoxicar

Comidas rápidas y snacks poco saludables tienen generalmente toxinas que el colectivo grasa en el cuerpo. Elegir alimentos orgánicos, ya que éstos carezcan de tales toxinas.

También deben aprender a desintoxicar de vez en cuando para asegurarse de que su estómago y los intestinos tienen una buena limpieza

EJERCICIOS PARA HACER

Una vez que has conseguido tus comidas en orden, es hora de ejercer la dirección. Al integrar el ejercicio con planes de alimentación adecuada, está ayudando a su cuerpo perder peso más rápido. Que usted utiliza para llevar el peso se convertirá rápidamente en noticias antiguas.

El ejercicio es importante. Hacer ejercicio te mantendrá más saludable y más ajuste. Muchos hombres consideran Banco presionar y levantar pesas como su forma de ejercicio. Hay algunas maneras que usted puede perder la flecha de la sección media.

SER FLEXIBLE EN SUS ENTRENAMIENTOS

Ser flexible y comprometido, es uno de los mayores componentes de poder perder la grasa del vientre.

Aquí están las sesiones de entrenamiento ideal, flexible para ayudarle deshacerse de la grasa del vientre por completo y mantenerlo

1) Nadar es una gran manera de mantener y quemar la grasa, además de que es divertido. Libre de nadar por una hora y quemar cientos de calorías..

2) También, a sí mismo en deportes actividades ayudan a quemar mucha grasa no deseada. Usted puede tener diversión y ejercer al mismo tiempo.

3) Caminar le proporciona el poder para perder grasa del vientre y mantener el estómago del exceso de grasa. Recuerde que los brazos del oscilación y mantener tus músculos apretados y escondido a lo largo de todo el ejercicio. Esto le ayudará a quemar la grasa.

4) Pesa lateral curvas también son excelentes trabajar el área del vientre. Coge una pesa en cada mano y trabajar suavemente de lado a lado. Mueva arriba y abajo de movimientos.

Debe sentir sus lados quemando y trabajando. Se trata de que quema la grasa.

5) Probar una clase de ejercicio para el entrenamiento de fuerza y cardio. Mediante la combinación de estos dos puede tener el programa de ejercicios ideal mientras que teniendo diversión y quema grasas.

6) Intento hacer tus ejercicios en definitiva estalla en lugar de todo de una sola vez. Entonces puede descansar su cuerpo y seguir adelante.

7) Tablones de madera es una gran manera de trabajar más que el ABS sostienen a sí mismo en una posición de flexiones de brazos con los codos en el suelo. Esto puede fortalecer no sólo el abs, pero también las piernas y brazos.

8) Trabajar más de un grupo muscular. Si sólo estás enfocando tus abdominales, no vas a obtener los mejores resultados. Trabajando más que el abs, puede tener un aspecto más delgado, más tonificado en un corto período de tiempo.

Muchas personas antes de que se han perdido los kilos de más. El programa de dieta y ejercicio puede parecer difícil, pero si estás realmente comprometido y quiere perder esa grasa extra en tu vientre.

Otros trucos que motivarán a su programa de pérdida de grasa de vientre

Este libro va a sombra luz sobre cómo usted se puede motivar a sí mismo y mantener su grasa del vientre para estar en exceso o mantener bajos.

(1) Monitorear su progreso

Perder grasa del vientre no es tan fácil como usted puede pensar. Puede afectar a su resolución emocional. Monitoreo de su progreso le ayudará a realizar un seguimiento de su plan. Puede crear un archivo de hoja de cálculo simple para grabar su progreso diario, o para más accesibilidad, puede escribirles en un pequeño cuaderno. Una vez que usted siente que están haciendo fuera de pista, a revisar el expediente. Incluso cuando no han perdido una sola libra en los últimos tres días, usted podría han perdido alrededor de 10 libras desde que empezó el plan de pérdida de grasa del vientre.

(2) Mirarse a sí mismo en el espejo

Basado en una investigación publicada en la revista internacional de trastornos alimentarios, ver su imagen en el espejo puede mejorar su visión y le ayudarán a mantenerse motivado. También es ideal para hablar con su reflexión con palabras positivas.

(3) Encontrar a amigos en el gimnasio

Únete a una clase de ejercicio de grupo y amistad con sus compañeros de gimnasio. Tener amigos en el gimnasio podría inspirar a participar incluso si sientes que no estás en el estado de ánimo. El factor de culpabilidad también puede trabajar aquí. Si todo el mundo sabe su nombre, le preguntará por qué usted no pudo asistir a la clase de ejercicio. Con esto, también puede rodéese con la gente que puede ayudarle y servir como su red de apoyo.

(4) Pagar la membresía de un gimnasio por un año

Se recomienda para pagar tu membresía en el gimnasio por un año. ¿Por qué? ¿Que no te pierdas las clases de gimnasio que ya ha pagado? Su interior baratos skate le dirá que no debe cancelar la membresía ya que será un desperdicio de dinero.

CONCLUSIÓN

Espero que este libro ha inspirado sobre cómo reducir las grasas exceso en tu cuerpo. Después de verificar sus condiciones de salud en primer lugar con el doctor, cómodamente puede utilizar las estrategias descritas en este libro y sin duda obtendrá buen resultado en el final. Gracias una vez más por tomarse su tiempo para ir a través de este libro lleno de conocimiento.